AF230973

Este libro está dedicado
a mi amiga Rachel
y a todas las familias
cuyas vidas han sido
afectadas por cáncer.

Que tus flores continúen floreciendo.

Copyright © 2026 Neyal J. Ammary-Risch and Christopher Risch

All rights reserved.

Published by: Canyon Beach Visual Communications
2026 Print on Demand Edition, Spanish Version

Authored by Neyal J. Ammary-Risch and Illustrated by Christopher Risch

For more information about the book or to contact the author or illustrator visit:
www.canyonbeach.com/books/inmommysgarden

ISBN: 978-0-9754221-1-3

En el Jardín de Mi Mamá

Un Libro para Niños Sobre la Explicación de Cáncer

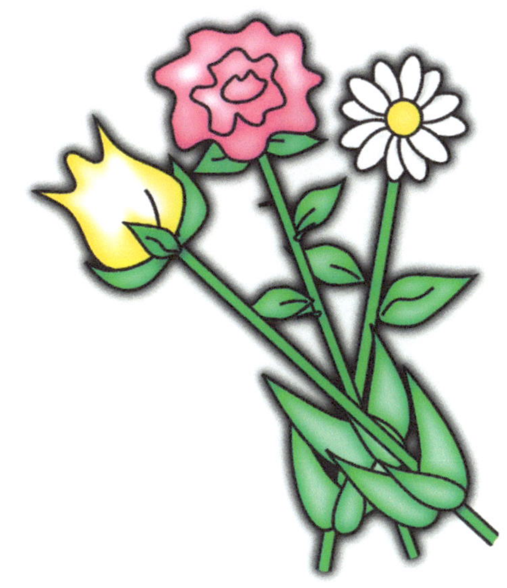

Escrito por:
Neyal J. Ammary-Risch

Ilustrado por:
Christopher Risch

Traducido por:
María A. Franco de Gómez

Esta es mi mami. Ella tiene una
Enfermedad llamada cáncer.

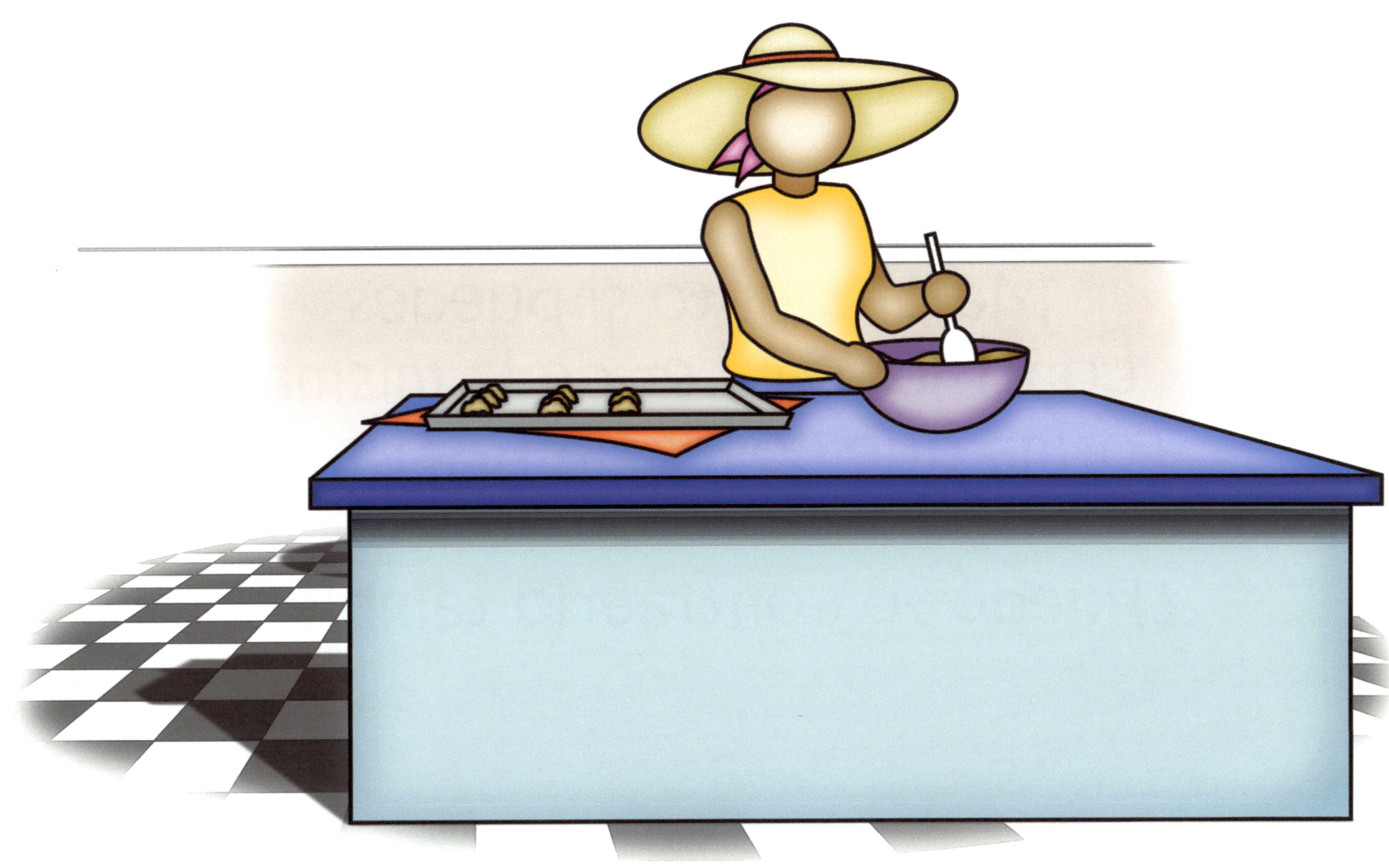

Me pregunto si puedes
contraer cáncer de la misma
forma que coges un resfriado.

¿Puedo yo contraerlo también?

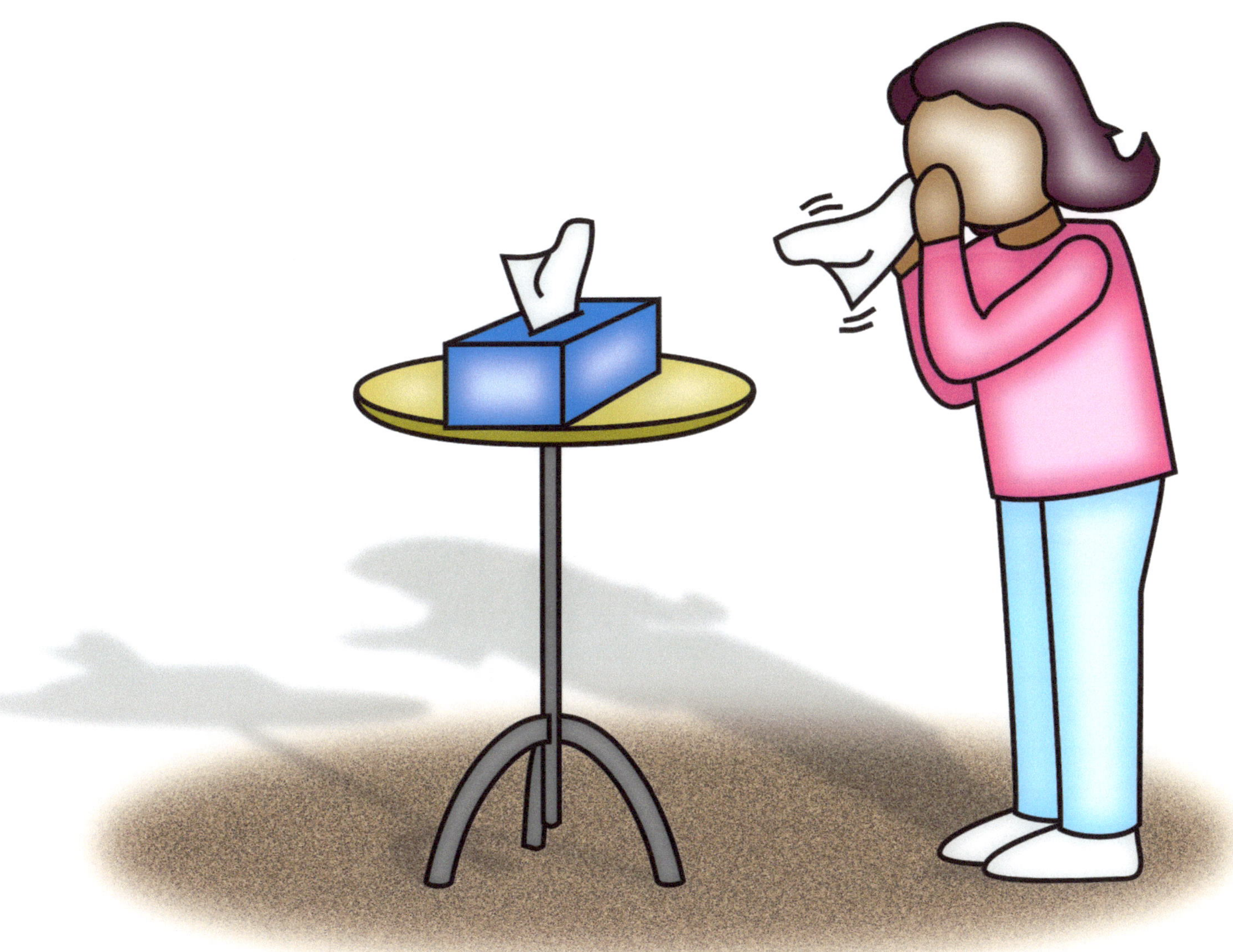

Mi mamá me contestó que no.

Tú no puedes contagiarte de
cáncerde alguien mas.

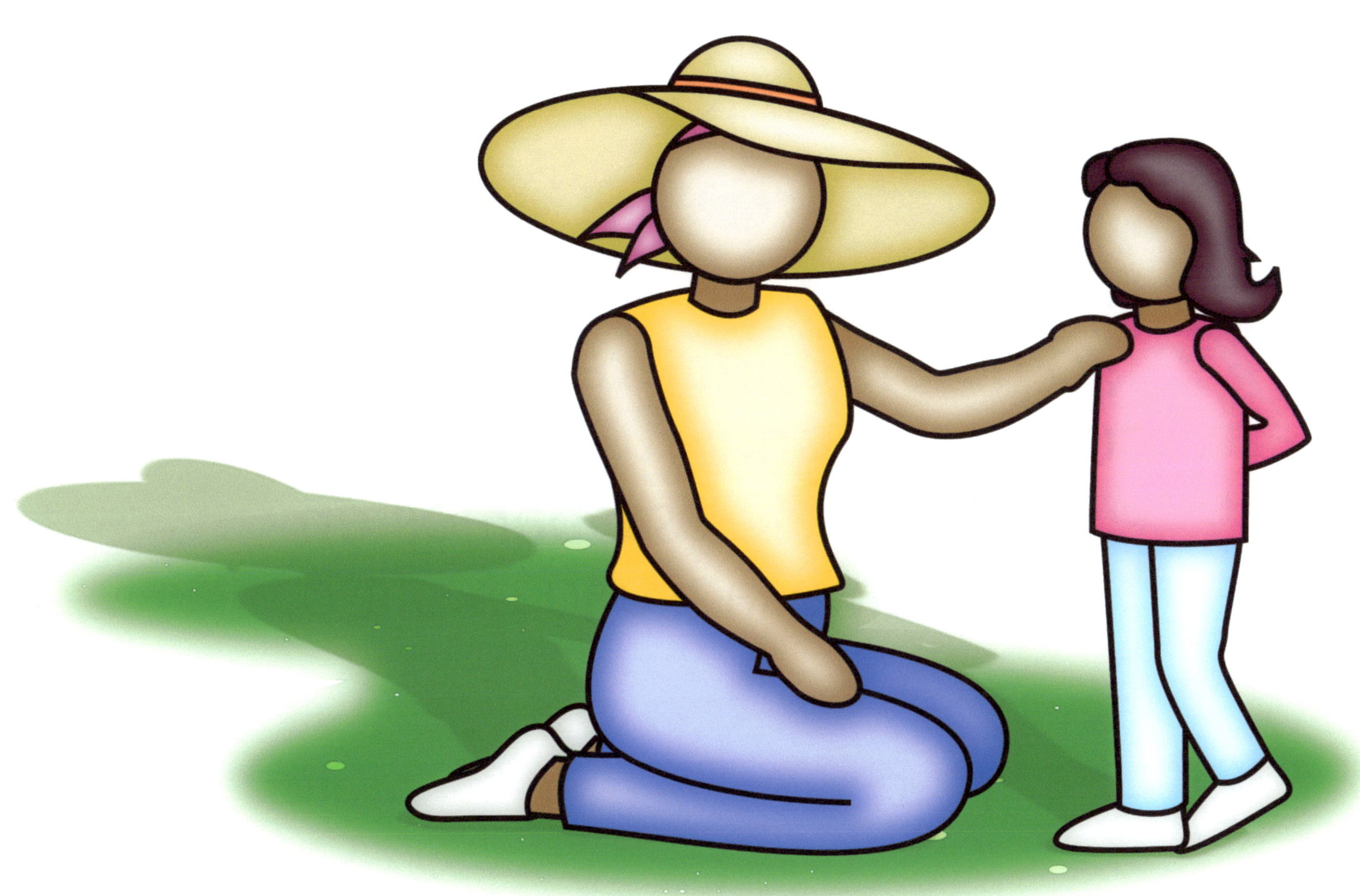

Yo no entendía realmente lo
que es el cáncer. Entonces un
día cuando estábamos en
el jardín ella me lo explicó.

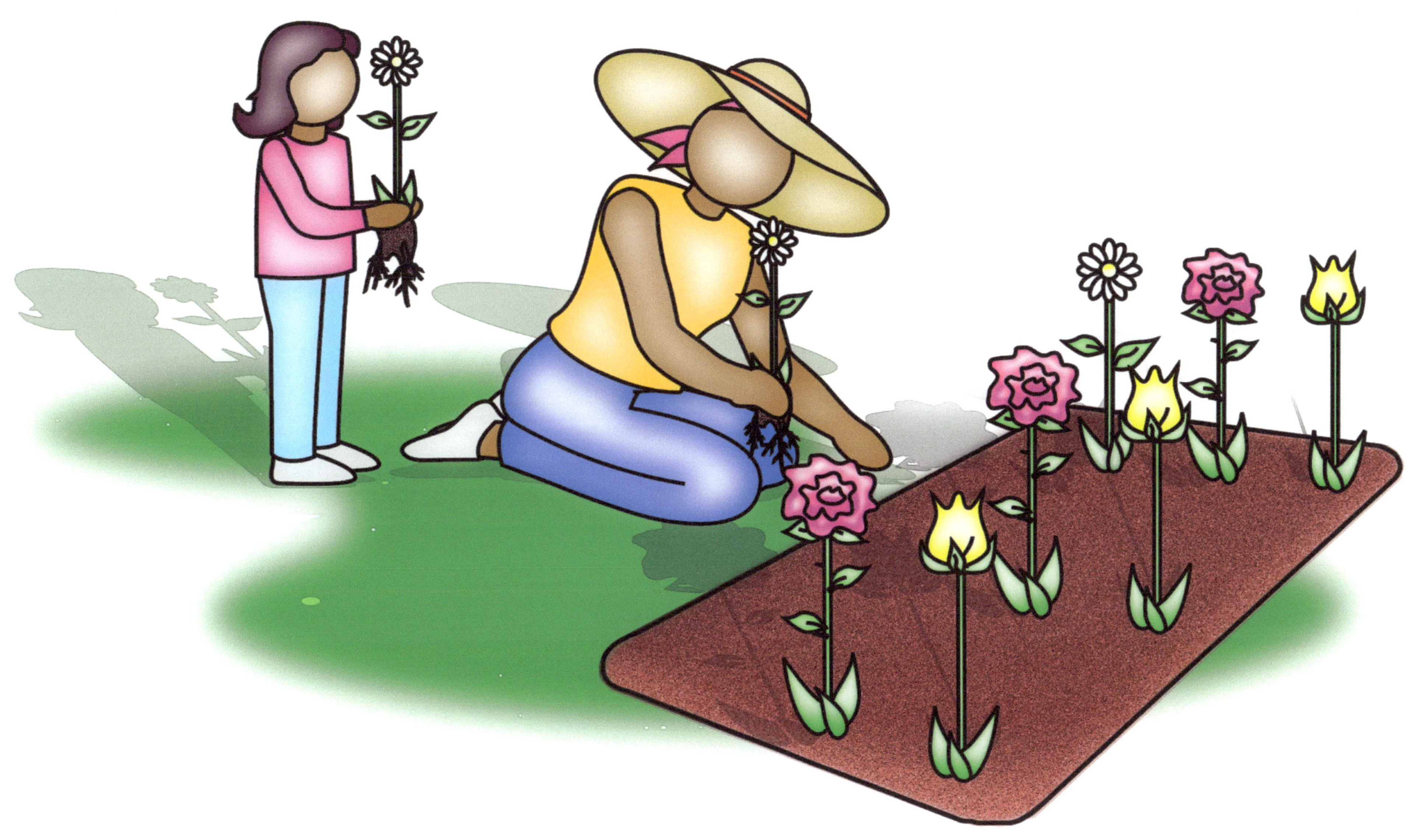

Ella me dijo que cáncer es como
la mala hierba que crece
en nuestro jardín de flores.

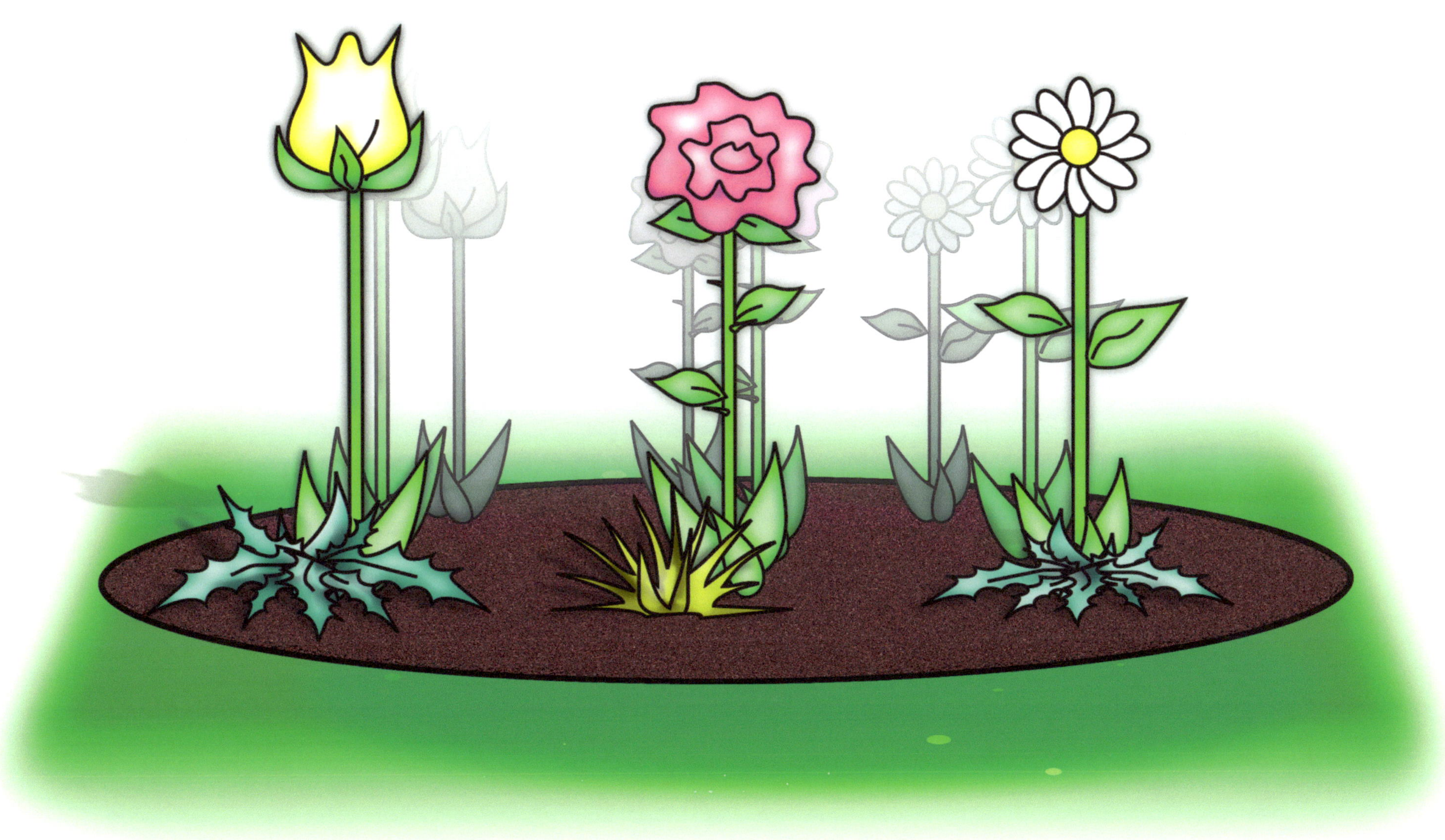

Las malas hierbas son plantas
que dañan las buenas.

Ellas invaden el jardín y pueden
parar que las flores crezcan
coloridas y fuertes.

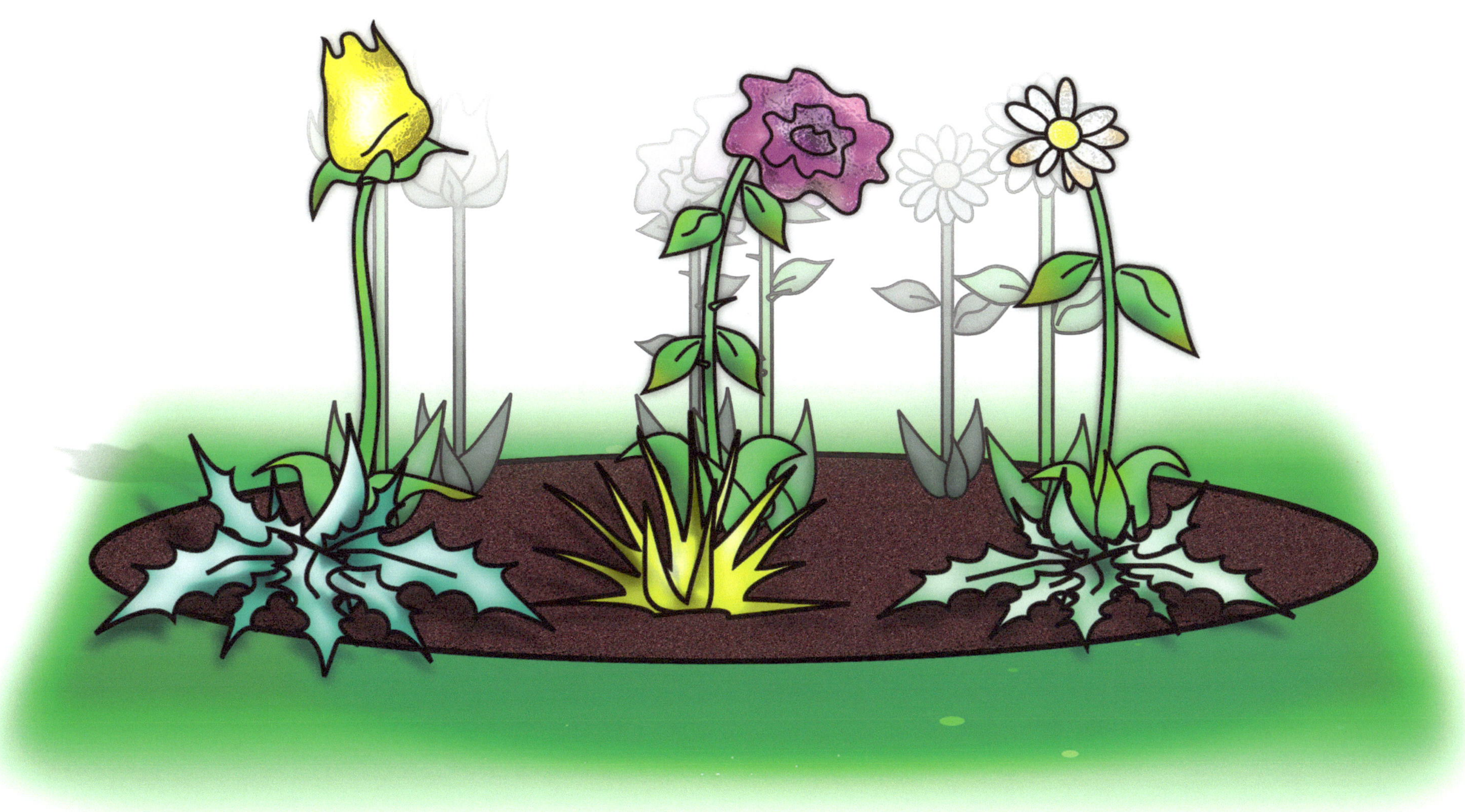

Nosotros tratamos de eliminar las hierbas malas, las arrancamos y les ponemos sustancias químicas para que paren de extenderse.

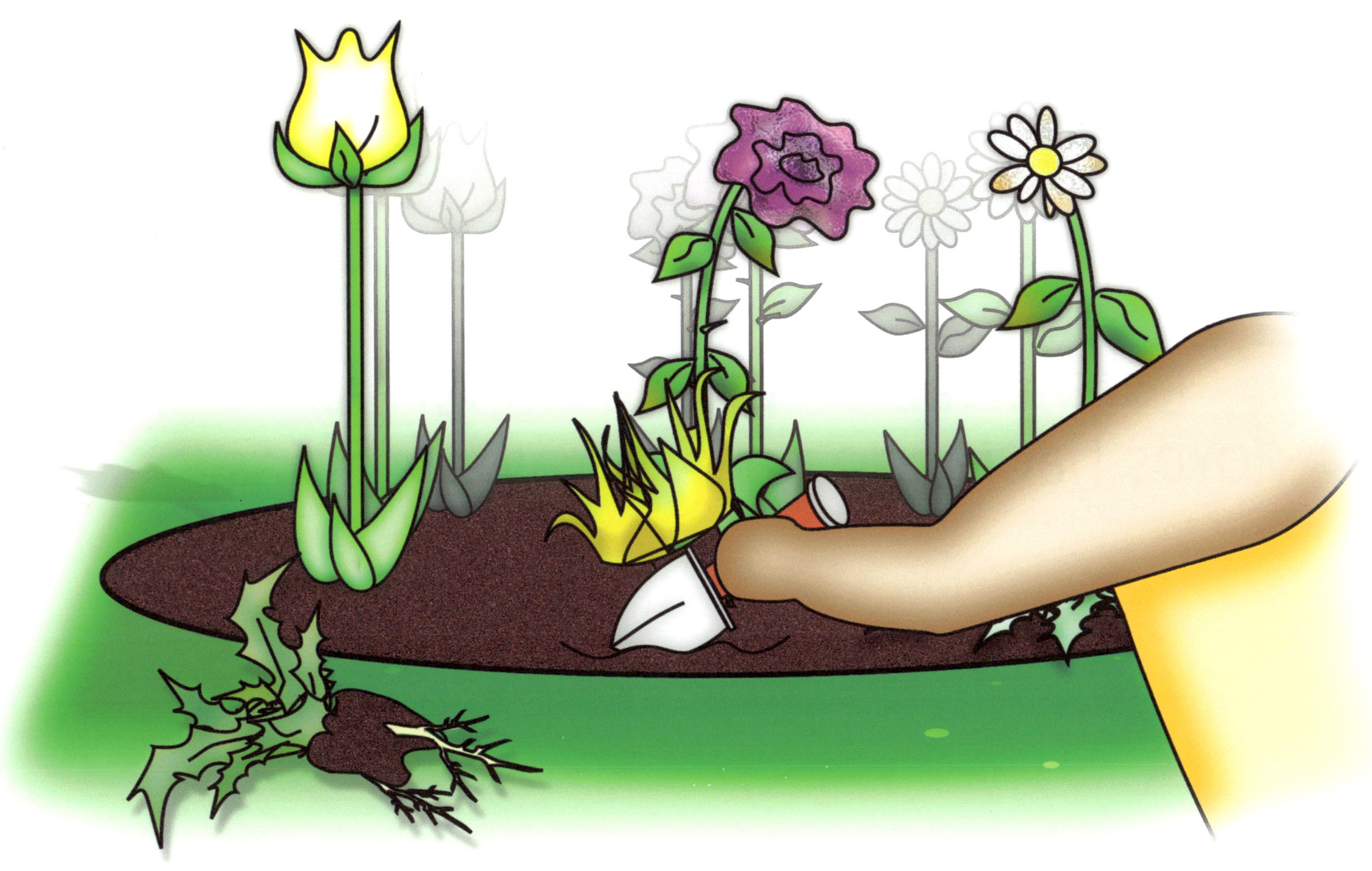

Esto también puede dañar las
flores haciendo caer pétalos y hojas.

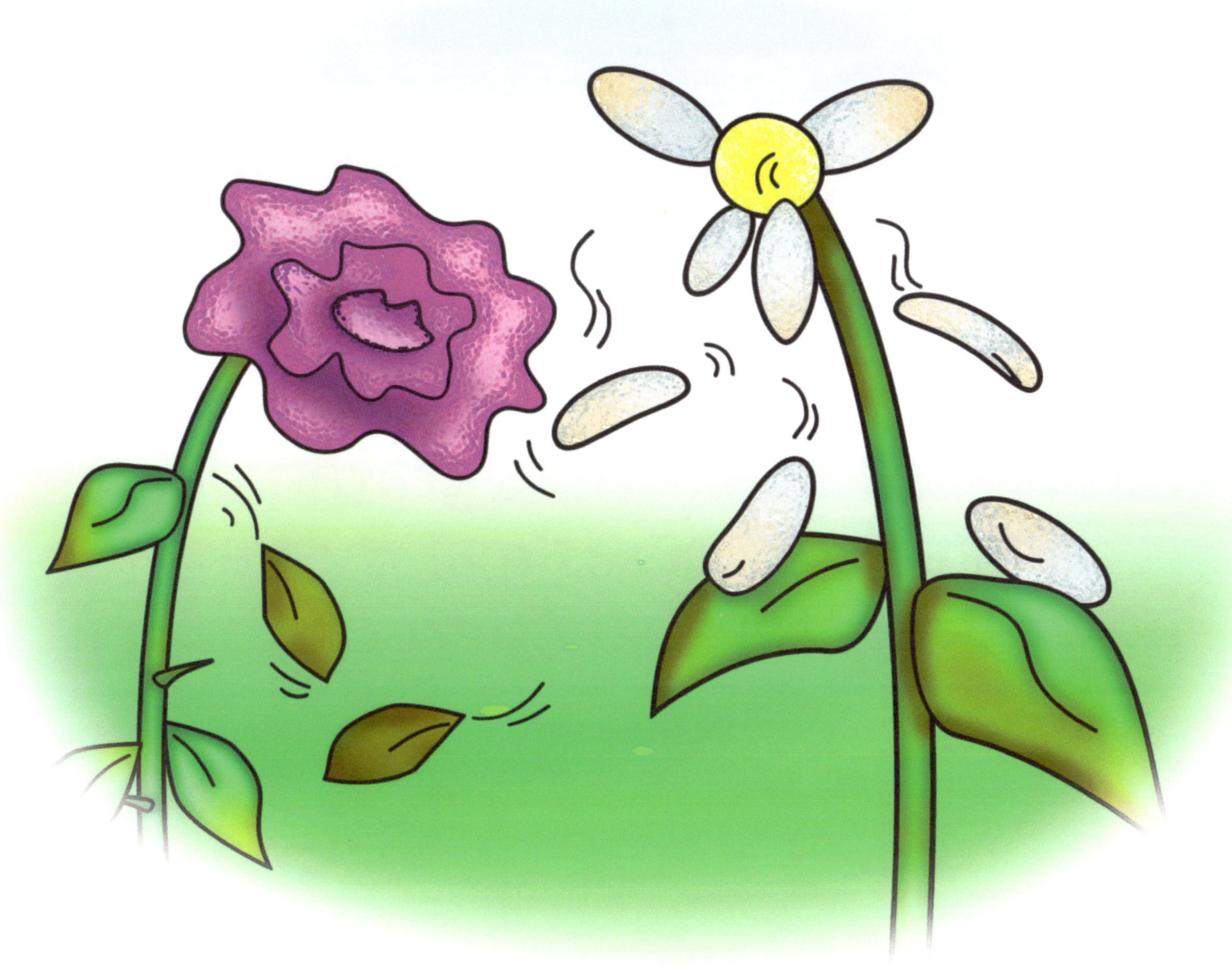

Mi mami me dijo que la medicina que
ella toma trabaja de la misma forma.

Estos medicamentos tratan de
eliminar las cosas malas que
crecen en su cuerpo.

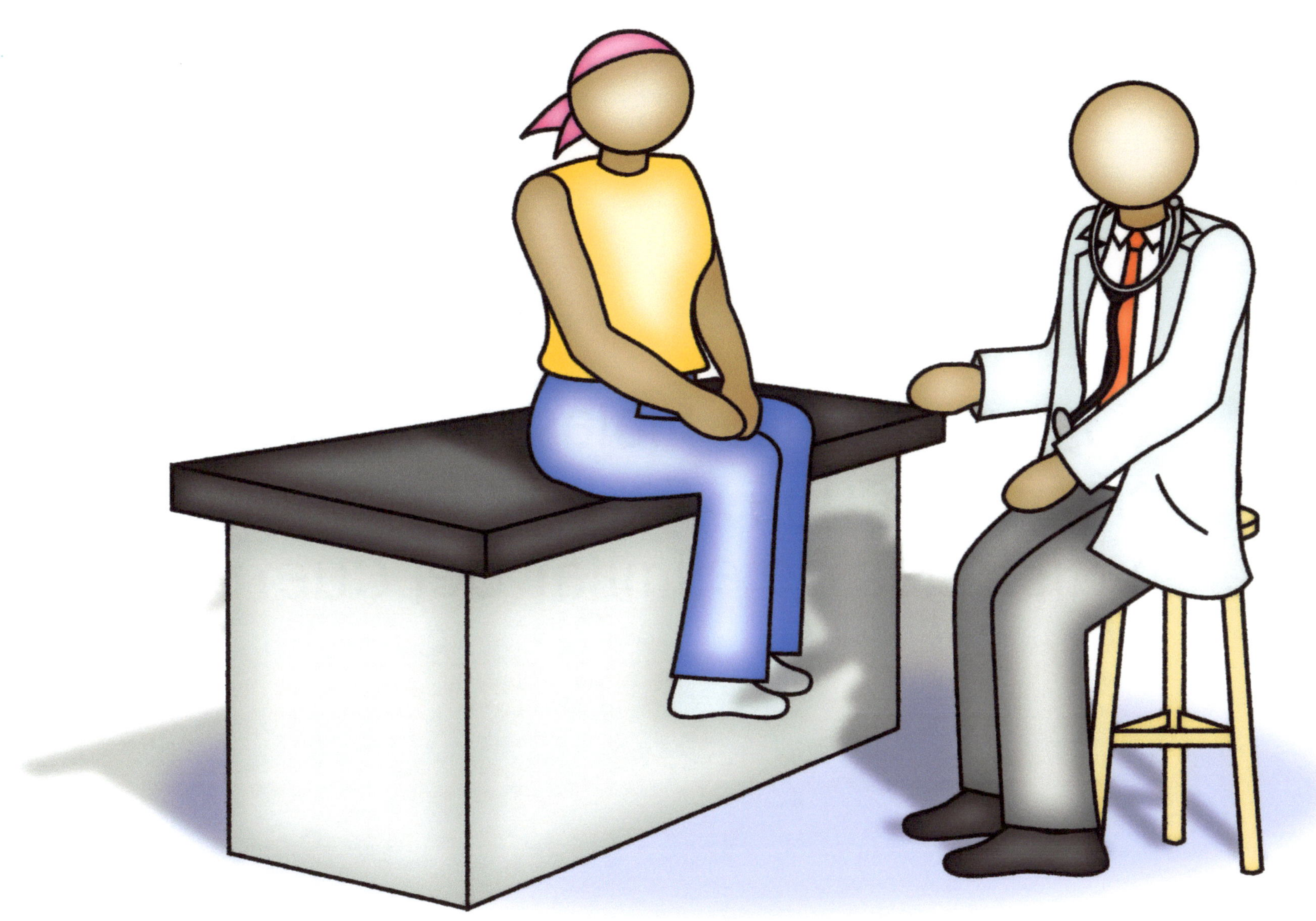

Al igual que las malas hierbas en
la tierra, algunas formas de cáncer
son difíciles de elimilar del cuerpo.

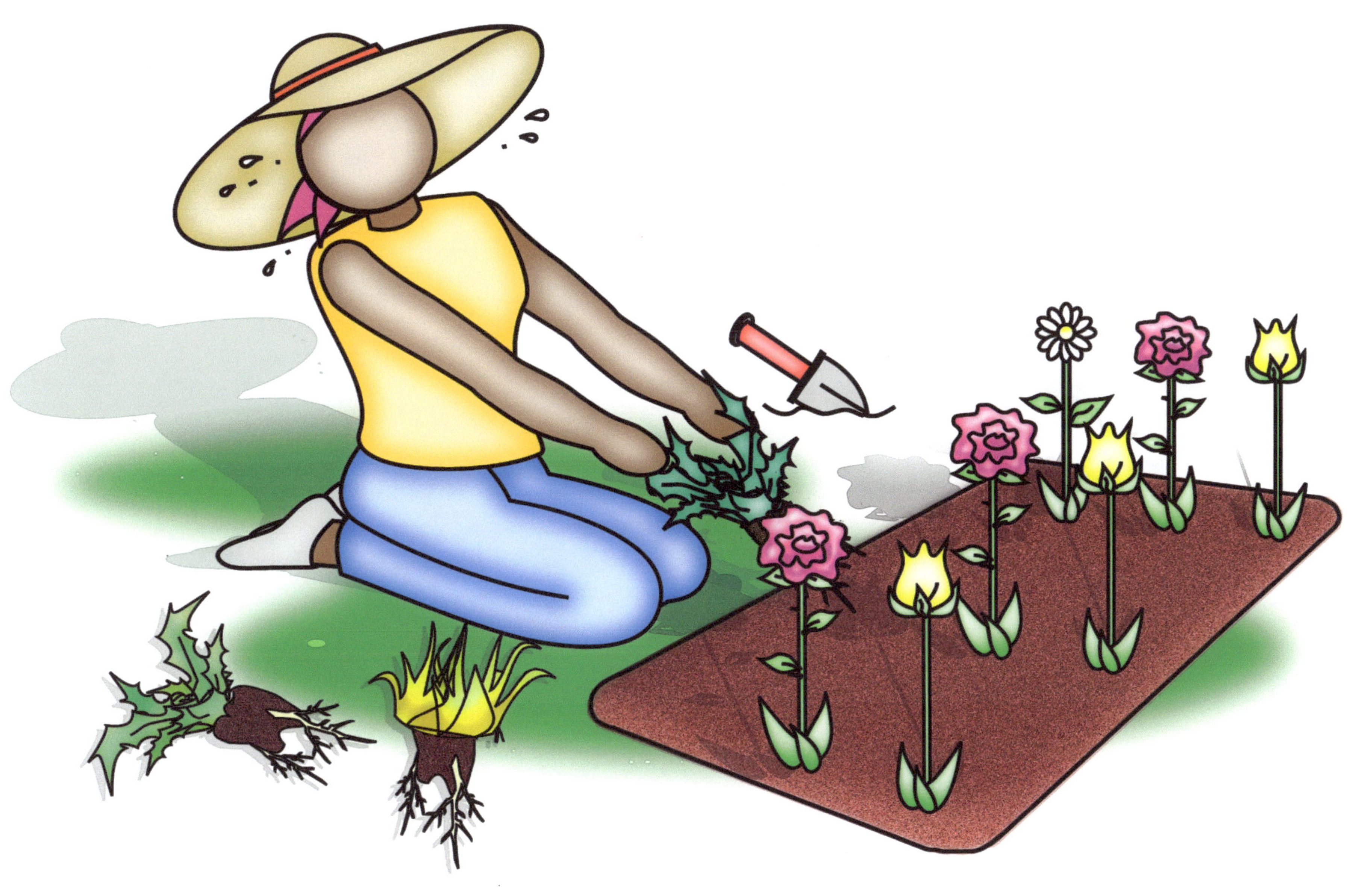

Es por eso es que algunos
días mi mami se siente realmente
cansada y enferma.

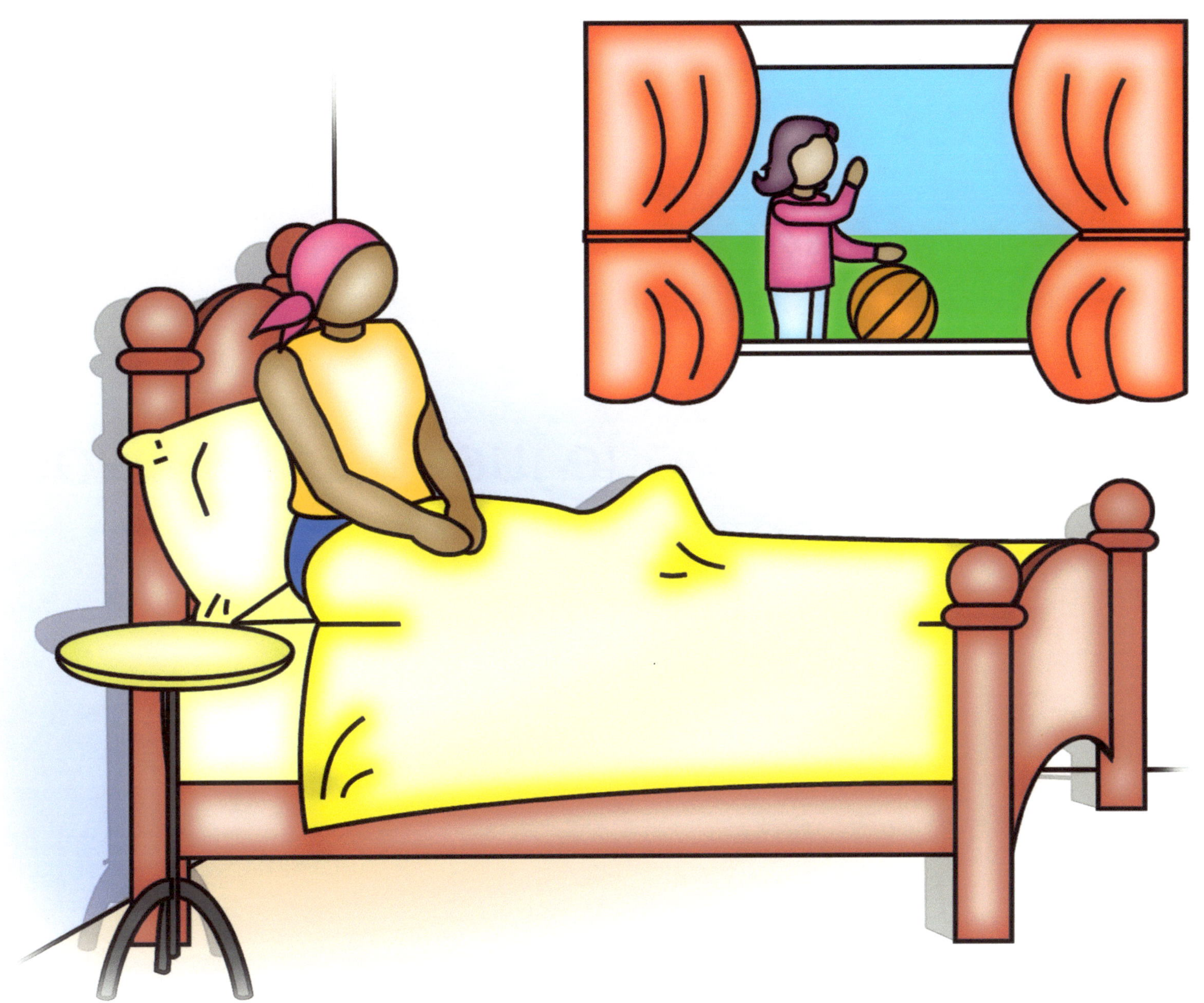

Cuando quiero que juegue conmigo,
esto me pone muy triste.

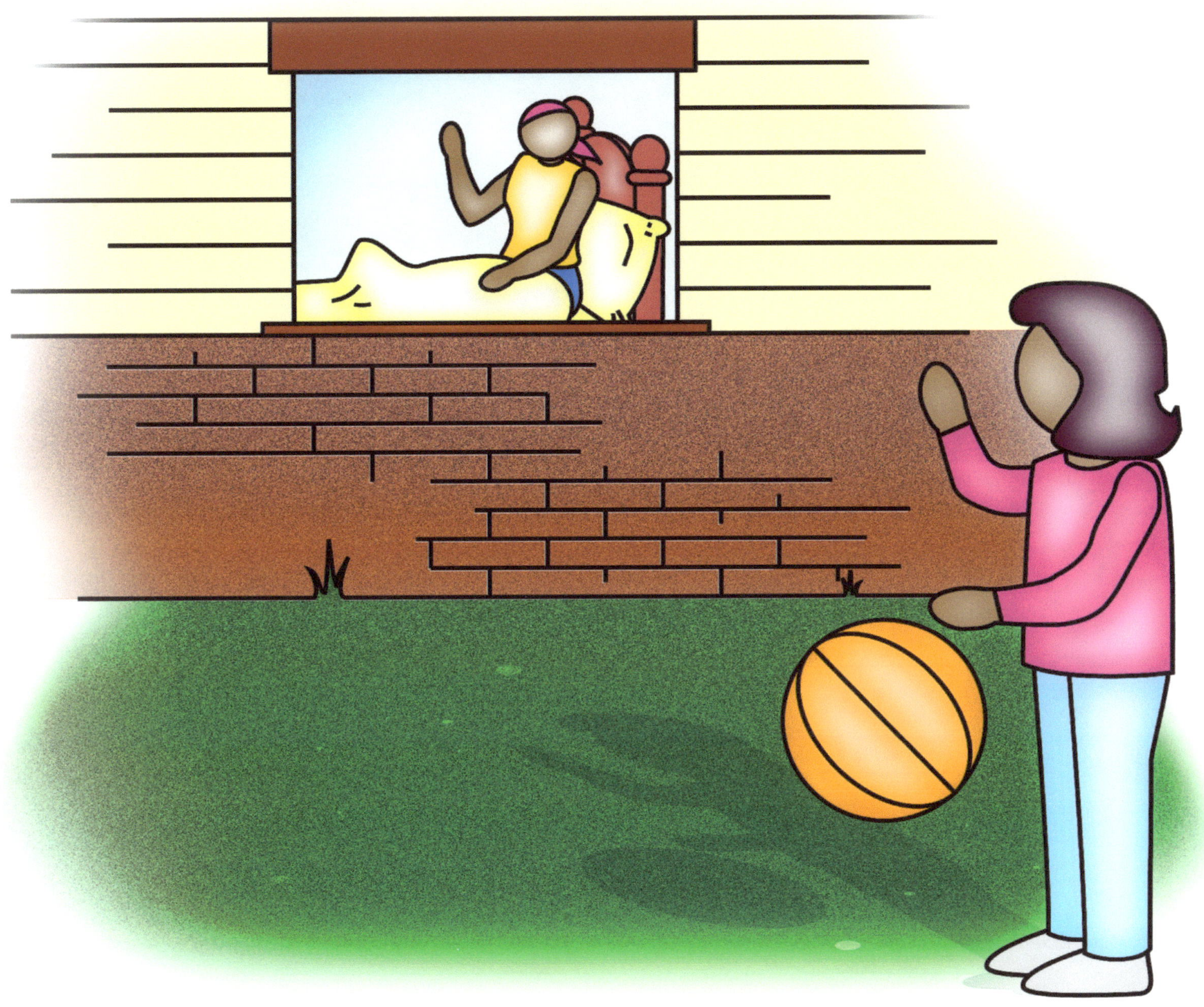

Esto también le pone muy triste a ella.

Algunas veces ella llora, y yo también.

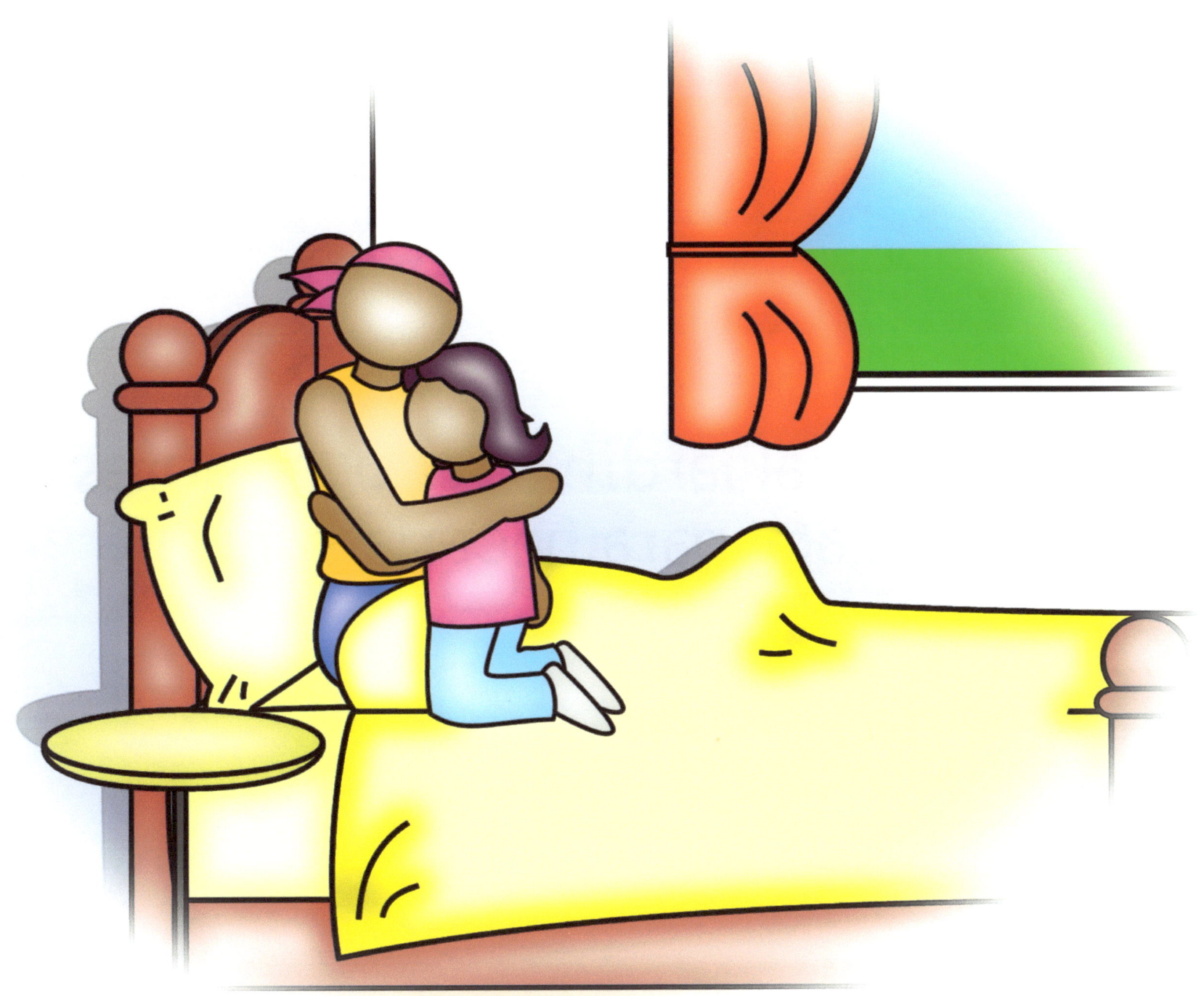

Me gusta ir al jardín a recoger flores
para mi mami para hacerla sonreír.

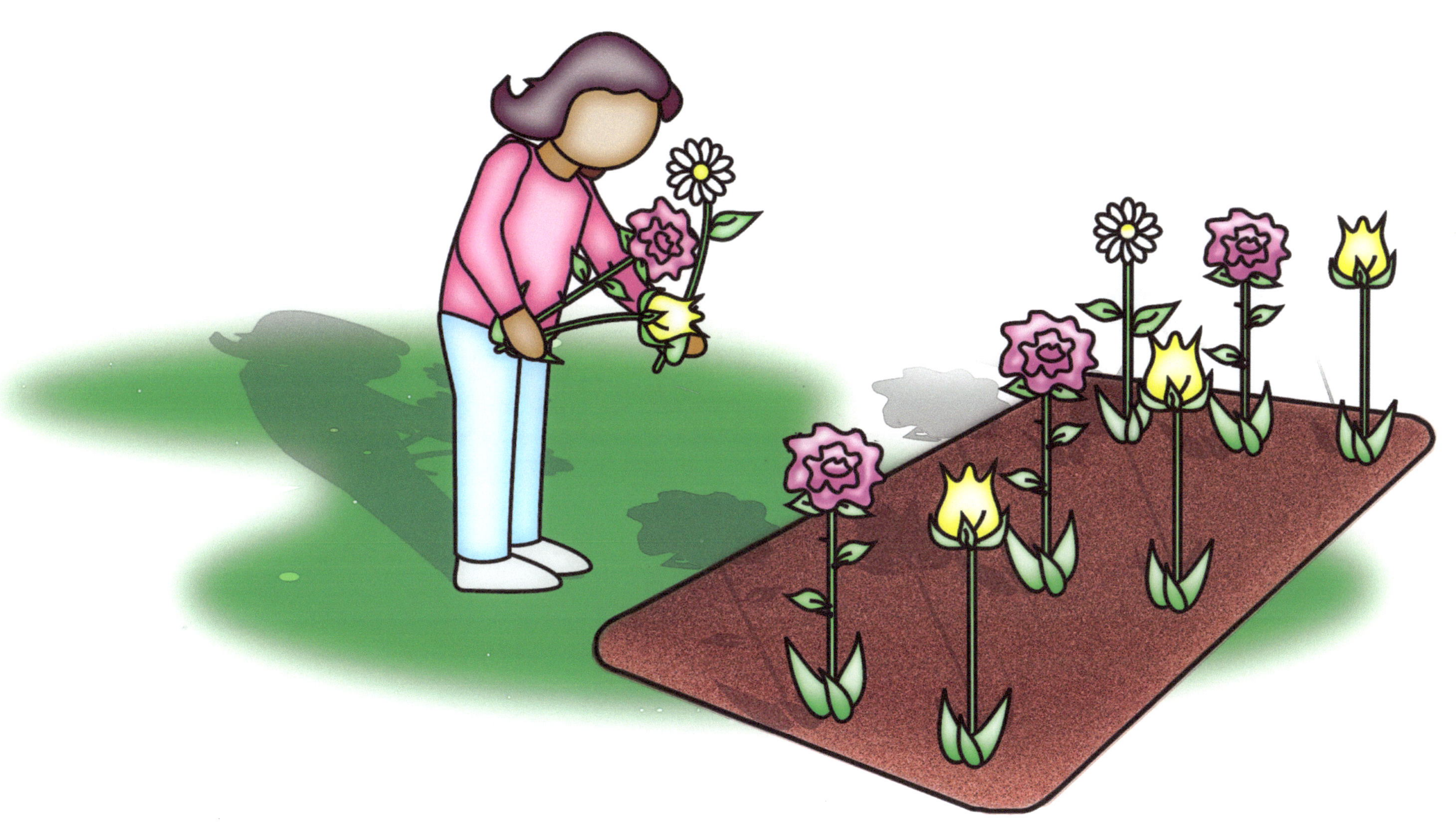

Aunque haya mala hierba en el jardín,
las flores aun son hermosas.

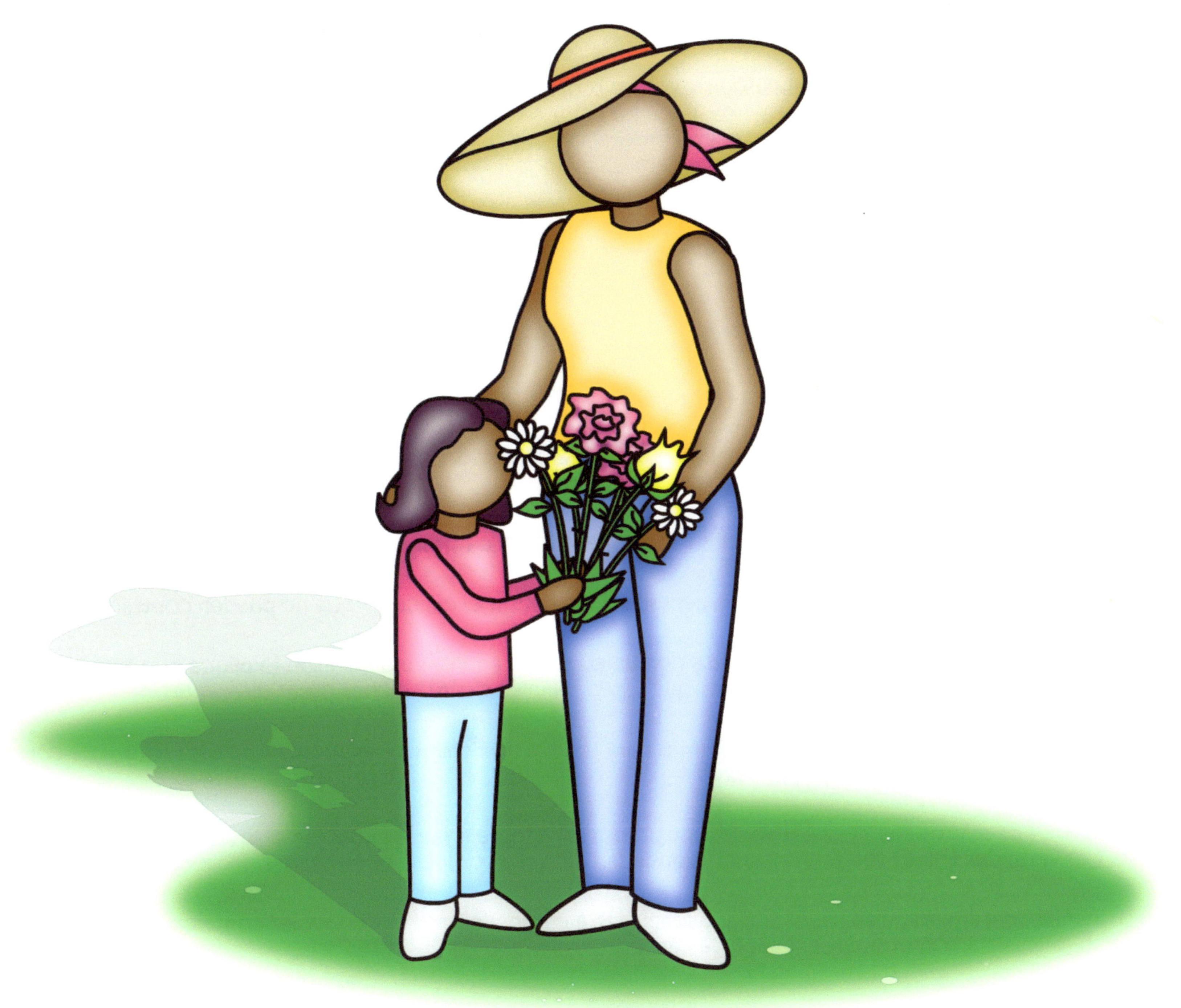

Consejos para hablar con los niños pequeños sobre el cáncer

Los adultos pueden mostrarse reacios a hablar con los niños sobre un diagnóstico de cáncer. Ser abierto y honesto sobre el cáncer ayuda a disminuir los mitos y también ayuda a que los niños sientan menos ansiedad. Los niños pequeños no necesitan muchos detalles. Ser sincero sobre el tipo de cáncer, su tratamiento y sus efectos, de una manera apropiada para la edad del niño, es importante para el bienestar mental de su hijo. Es mejor ser honesto y proveer un poco de información a la vez, en palabras que sean fáciles de entender.

En el Jardín de Mi Mamá puede ayudarle a iniciar una conversación con los niños sobre el cáncer. A continuación se ofrecen algunos consejos adicionales:

- Háblale sobre del tipo de cáncer.

- Muéstrele la parte del cuerpo donde está el cáncer.

- Hable sobre cómo se tratará el cáncer y cualquier efecto secundario, como pérdida de cabello, pérdida de peso, vómito o fatiga.

- Explíquele cómo se verán afectadas sus vidas y asegúrele que no le faltará cuidado.

- Asegúrele que nada que ellos hayan hecho o pensado pudo causar el cáncer, y que no pueden contraerlo.

- Anime a los niños a compartir sus sentimientos con usted u otro adulto de confianza. Explique que está bien tener muchos sentimientos diferentes. Hágale saber que usted también siente muchas cosas diferentes.

- No tenga miedo de responder "No sé" a preguntas para las que no tiene una respuesta o no está seguro de cómo responder. Dígale que buscará una respuesta.

- Sea honesto. Los niños tienen una capacidad asombrosa para sobrellevar la situación si se sienten incluidos y reciben apoyo. Las verdades tristes son preferibles a la ansiedad causada por ideas equivocadas, incertidumbres y secretos.

Hable con su médico, enfermera, trabajador social o especialista en vida infantil para obtener consejos y recursos adicionales que ayuden a su familia a afrontar un diagnóstico de cáncer.

Todos los jardines son hermosos. Dibuja y colorea tu propio jardín.

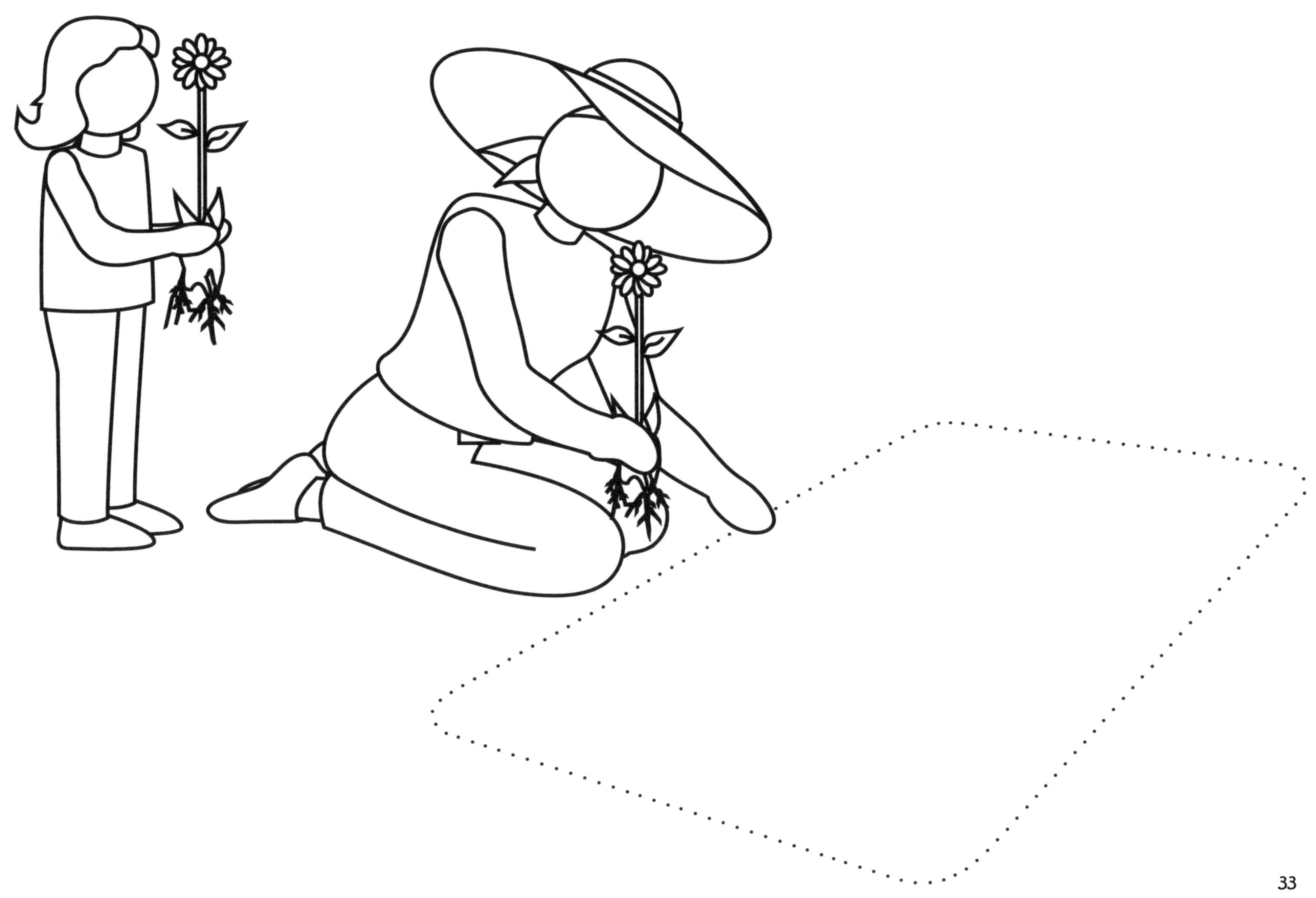

Haz un dibujo para hacer sonreír a tu ser querido con cáncer.

www.ingramcontent.com/pod-product-compliance
Lightning Source LLC
Chambersburg PA
CBHW042033050726

47599CB00006B/883